AF295962

DU

MAL DE MER

DU

MAL DE MER

ET DE

SES CAUSES MÉCANIQUES.

MOYENS NOUVEAUX DE LE COMBATTRE

ET

D'EN PRÉVENIR LES ATTEINTES.

PAR AUGUSTE GUIOT,

Docteur ès-sciences de la Faculté de Paris, ex-membre de l'Université,
Professeur au Collége Saint-Paul, à Dieppe.

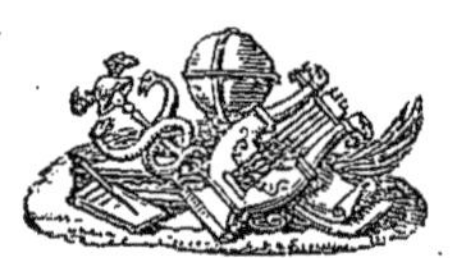

PARIS :

Chez LABÉ,   Chez MALLET-BACHELIER,
LIBRAIRE,   LIBRAIRE,
Place de l'École-de-Médecine, 23.   Quai des Grands-Augustins, 55.

1859

OUVRAGES DU MÊME AUTEUR

En vente chez lui, rue de **La Morimière, 9,** à Dieppe,
et chez les libraires de Paris respectivement indiqués.

EXERCICES DE LECTURE, à l'usage des élèves des écoles primaires, ainsi que des étrangers qui apprennent l'orthographe et la prononciation de la langue française. Méthode nouvelle qui *classe* et *gradue* les difficultés (la vraie méthode).

Un vol. in-8º de près de 300 pages. Prix, 2 fr. 50. Lib. Ducrocq, rue Hautefeuille, 10.

TRAITÉ DE PERSPECTIVE LINÉAIRE, théorique et pratique, contenant de nombreuses applications particularisées, des notions sur les ordres d'Architecture, etc. Méthode nouvelle fondée sur l'emploi des coordonnées ; transformation facultative des opérations graphiques en exercices de calcul.

Un fort vol. in-8º, avec atlas de 37 planches in-4º, 2ᵐᵉ édition. Prix, 10 fr. Lib. Mallet-Bachelier, quai des Grands-Augustins, 55.

MÉMOIRE SUR LES BRANCHES INFINIES DES COURBES ALGÉBRIQUES. Théorie nouvelle de ces lignes ; résolution d'un problème général qu'Euler s'était proposé, suivie de nombreuses applications.

Brochure in-4º, avec 3 planches. Prix, 3 fr. Même lib. Mallet-Bachelier.

Plusieurs autres mémoires, parmi ceux que l'auteur a présentés à l'Académie des sciences, seront publiés prochainement.

A MONSIEUR LE DOCTEUR

CHARLES PELLARIN,

Ancien chirurgien de la Marine,

———

Monsieur,

Vos savantes et consciencieuses recherches sur les causes pathologiques du mal de mer ayant donné naissance à cet opuscule extra-médical, je vous prie de vouloir bien en agréer la dédicace ; cordial hommage de

Votre affectionné compatriote,

A. GUIOT.

DU MAL DE MER

DE SES CAUSES MÉCANIQUES.

Moyens nouveaux de le combattre et d'en prévenir les atteintes.

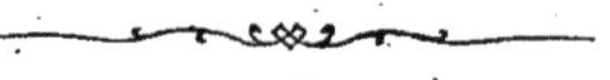

§ Ier.

ÉTAT DE LA QUESTION.

Jusqu'à ce jour, le mal de mer a-t-il reçu sa véritable explication pathologique, je n'ai pas qualité pour le dire. Toujours est-il que cette douloureuse affection, si redoutée des amateurs de voyages maritimes, a suscité dans le monde médical de vives et intéressantes controverses. La question a été reprise à diverses époques; maintes fois déjà les opinions exclusives se sont rencontrées, et si leur choc n'a pas fait jaillir une lumière éclatante, gardons-nous de nous en étonner. Au premier aspect, rien de plus simple peut-être que ce phénomène, comparé avec tant d'autres dont on possède la théorie; mais aux yeux de l'investigateur il se montre des plus bizarres. D'ailleurs, les causes sont complexes, et leur recherche ne rentre pas uniquement dans le domaine ordinaire et spécial de la Médecine, elle paraît dépendre aussi de cette autre science qu'on nomme la Mécanique.

2

Parmi les systèmes qui se sont combattus, je vais signaler en peu de mots les plus saillants et les mieux caractérisés. Il faut bien, pour rendre appréciable toute idée nouvelle, faire connaître ou rappeler d'abord celles qui l'ont précédée, quelle que soit la différence de leur nature. Mais je n'oublierai pas que dans les questions anatomiques et purement médicales, je ne puis prétendre qu'au modeste rôle d'historien, d'un historien sans grade ni états de service sous la bannière d'Hippocrate, et dont le bonnet doctoral a des couleurs tout à fait distinctes (*).

Le sujet n'a même été traité que dans ses rapports spéciaux avec la médecine, et je devrai pour un instant parler une langue qui m'est peu familière. J'espère néanmoins éviter les barbarismes, et ne pas trouver d'ailleurs des juges très-sévères de ce côté. Le géomètre et le médecin sont des voisins placés à distance convenable pour n'avoir pas à craindre les empiétements sur les terrains respectifs et ne jamais se faire ombrage, pour s'accorder mutuellement et sans réserve estime et bienveillance. On sait qu'il n'en est pas toujours ainsi de ceux qui vivent à mur mitoyen.

Commençons par noter une opinion quelque peu excentrique. M. Semanas, de Lyon, attribue le mal de mer aux influences pernicieuses d'un fluide miasmatique qui s'exhalerait des eaux marines : l'air, à la surface de l'Océan, serait ainsi empoisonné par des miasmes comparables à celles qui déterminent le choléra, la peste ou la fièvre jaune. Cette espèce de paradoxe ne paraîtrait

---

(*) Mon érudition historique dans cette matière n'est pas elle-même aussi vaste qu'on pourrait le supposer : j'en ai puisé les principaux éléments dans l'ouvrage de M. Pellarin sur *la nature et les causes du mal de mer,* que j'aurai de nombreuses occasions de citer. (Lib. V. Masson, à Paris.)

pas avoir fait fortune : on s'accorde généralement aujourd'hui encore, depuis et avec Hippocrate lui-même, à reconnaître dans les mouvements du navire la cause première de l'affection maritime ; et l'on reste persuadé que le résultat final, loin de ressembler à un empoisonnement, est une excellente purgation.

Suivant M. Kéraudren, tout le mal provient de l'ébranlement des viscères abdominaux, ébranlement qui se communique au diaphragme et gène les mouvements de ce muscle, tant pour l'inspiration que pour l'expiration ; qui intéresse aussi le système nerveux dans toutes ces parties, même à un assez fort degré pour donner à la cause de souffrance un caractère particulièrement névralgique. L'opinion de M. Kéraudren a compté de nombreux adhérents.

M. Curie estime que, dans les moments où les oscillations du navire font descendre le point qu'on en occupe, les intestins doivent se rapprocher du diaphragme et le soulever ; qu'ils doivent au contraire s'en éloigner pendant les instants d'élévation, pour se rapprocher de la base de l'abdomen ; et telle est dans sa conviction toute la cause déterminante des nausées maritimes. M. Curie ne s'arrête pas à cette considération théorique : observant que la respiration produit des mouvements analogues sur le diaphragme, il propose ce remède très-simple, *d'inspirer pendant les périodes d'abaissement, et d'expirer pendant celles d'élévation.* Tout se réduirait donc à savoir retenir son haleine en temps convenable.

Le célèbre Broussais classe l'affection parmi les *névroses gastriques,* ou irritations des nerfs de l'appareil digestif. Guépratte en fait un autre mode de souffrance des mêmes organes, le qualifiant de *gastro-entéralgie nautique;* tandis que M. Gendrin y voit une *cardialgie aiguë,* c'est-à-dire, si je ne me trompe, une certaine affection de la région du cœur.

Un système assez en faveur jusqu'à ces derniers temps, et qui peut se personnifier dans Wollaston, suppose que les agitations du navire ont pour effet le plus direct et le plus important, de faire affluer le sang au cerveau, organe en relations intimes avec l'estomac : de là résulteraient des congestions cérébrales, et par suite, des vertiges, des nausées, des vomissements.

Enfin, M. Pellarin soutient la thèse diamétralement opposée. Dans une publication connue des hommes spéciaux et qui remonte seulement à quelques années, le savant praticien développe l'opinion, que « le trouble » apporté dans la circulation du sang par les mouve- » ments alternatifs du navire a pour résultat, non pas » de congestionner le cerveau, mais au contraire de le » priver de l'afflux d'une quantité de sang suffisante » pour la stimulation normale de cet organe. » Ajoutons que M. Pellarin, pendant le cours de son existence nautique, a fait du mal de mer l'objet d'observations suivies et d'une étude persévérante.

C'est à cette phase que semblerait parvenue la discussion pathologique des causes du mal de mer ; ceci soit dit sans rien préjuger sur la valeur des arguments de M. Pellarin, qui sont au-dessus de ma compétence, si spécieux qu'ils puissent m'apparaître. On voit que la question est une de celles qui ont le malheureux privilége de diviser profondément même les meilleurs esprits; mais j'ai passé sous silence beaucoup d'opinions mitigées ou de systèmes moins tranchés, auxquels s'attacheraient notamment les noms honorables de MM. Londe, Rochoux, Maissiat, Jobard (de Bruxelles) et de M. Fonstagrives (de Cherbourg), dont l'apparition dans cette polémique est toute récente.

Cependant, les théories médicales deviendraient probablement moins divergentes et tendraient à se concilier, c'est l'avis de M. Pellarin lui-même, si la cause première de l'affection était mieux déterminée quant à ses effets immédiats, s'il nous était donné de découvrir et d'assigner avec précision les réactions mécaniques qui s'accomplissent dans les organes, sous l'influence des mouvements du navire. Mais l'appréciation des faits de cet ordre est une opération qui par sa nature ne dépend plus absolument de la doctrine du médecin.

Ne concluons pas toutefois que la question, ramenée à ces termes, se transforme en un problème pur et simple de dynamique appliquée à l'anatomie du corps humain. A cet égard, quelques réflexions générales me semblent opportunes : elles touchent au côté philosophique du sujet.

La dynamique régit les mouvements de la matière brute et inanimée, suivant des lois invariables accessibles à nos recherches, et là se borne son pouvoir. Mais il y a dans notre être, comme l'on sait, des *forces vitales,* qui échappent aux investigations de la science, et dont l'action mystérieuse peut se trouver inséparable de la cause première du phénomène. Sans doute, dans les impressions, même les plus immédiates, que l'organisme humain reçoit de toute cause extérieure, une part doit être faite aux effets directs et mécaniques qui se produisent sur la matière inerte, et une autre aux modifications inconnues de ces effets sous l'empire des forces qui ont leur règne dans la nature vivante : mais on comprend par ces considérations mêmes qu'il est toujours utile, pour l'explication des phénomènes, de connaître exactement les résultats qui tendent à se produire d'une manière directe et conforme aux principes connus, de scruter en conséquence et d'analyser les actions mécaniques avec l'aide que fournissent les méthodes spéciales, puisque cette détermination préalable est au moins un premier pas vers la solution des problèmes.

Les forces vitales, comme tous les agents de la nature, doivent être soumises aussi à des lois immuables et déterminées ; elles ont indubitablement, si l'expression est admissible, leur propre dynamique, où chaque effet est le résultat nécessaire et inévitable de sa cause. S'il nous est à jamais impossible de pénétrer le mystère dont elles s'entourent, l'observation nous fait connaître cependant les conditions de leur accroissement successif ou des autres variations qu'elles sont susceptibles d'éprouver. Or, parmi ces causes secondaires et modificatrices, il en est une qui se découvre de prime-abord, et qui joue incontestablement le plus grand rôle dans les destinées des êtres vivants : c'est l'*habitude*, cette seconde nature, ainsi qu'on la nomme avec tant de raison (*). Nous ne pouvons donc, dans l'étude d'un phénomène physiologique, apprécier la valeur réelle des actions extérieures qui le

---

(*) L'habitude se rapporte à une loi providentielle plus générale encore, à un principe qui en montre les causes finales. De ce principe découlent en particulier les conditions de perfectibilité ou de dégénérescence des êtres organisés, et l'on peut dire qu'il contient virtuellement toute l'hygiène, ainsi que je l'expose dans un chapitre complémentaire de mes *Exercices de lecture*.

Le mal de mer lui-même nous fournit une occasion d'admirer la puissance de l'habitude. On sait qu'au bout de quelques jours d'épreuves, la douleur est vaincue, que les crises les plus violentes laissent à peine des traces légères, sauf d'assez rares exceptions. N'est-ce pas un fait des plus remarquables, que cette facilité avec laquelle notre organisme se met à l'unisson d'un mode d'existence qui d'abord le contrariait si vivement ?

Un savant dont l'esprit distingué se plaisait aux méditations du philosophe, M. Blanquet Duchayla, disait parfois qu'il y avait un livre à faire sur l'habitude. Le livre, s'il était bien fait, serait au moins un excellent memento à consulter chaque matin : mais il est probable que cet ingénieux penseur agrandissait l'idée vulgaire et donnait au sujet toute sa portée.

déterminent, sans prendre en considération les influences de l'habitude ; et peut-être nous est-il permis d'espérer beaucoup, lorsque nous en tenons un juste compte.

La marche à suivre pour arriver à l'étiologie du mal de mer se trouve donc nettement tracée. Il faut faire avec soin l'analyse de l'action mécanique ; en chercher les conséquences au point de vue de la corrélation et du fonctionnement des organes, ce qui rentre dans la pathologie ; mais, dans l'évaluation des effets immédiats aussi bien que des conséquences les plus éloignées, tenir compte des causes d'influence secondaires, variables et quelquefois individuelles, notamment de la puissance de l'habitude.

Je vais me proposer la première partie de cette tâche, qui paraît avoir été négligée, bien qu'elle ne puisse être la plus difficile. Les principes de mécanique qu'il s'agira d'appliquer, un peu abstraits par leur nature, sont généralement assez simples dans leur essence ; on les comprend sans de très-pénibles efforts, quand ils sont dégagés des formules et présentés sous leur vrai jour. Cette application se rattache toutefois, par quelques points, à des théories plus complexes ; mais j'aurai soin d'élaguer, pour les lecteurs peu familiarisés avec cette branche de la science mathématique, ce qui serait obscur et ne pourrait être suffisamment éclairci, me bornant dans ce cas à donner des résultats.

La question pathologique du mal de mer aura toujours par elle-même son puissant intérêt, et peut-être d'ailleurs donnera-t-elle un jour le remède souverain. Mais en ce moment du moins, il est permis de chercher dans un autre ordre d'idées quelques procédés concourant au même but ; et j'ai la conviction qu'en se laissant guider, dans l'appréciation des résultats de l'analyse, par les considérations générales qui viennent d'être présentées et les simples inductions de l'analogie, on peut espérer de parvenir à vaincre l'affection maritime, c'est-à-dire à la neutraliser d'une manière satisfaisante dans ses causes mécaniques, par l'emploi de moyens de même nature : ce sera l'objet d'une exposition ultérieure,

§ II.

ANALYSE DE L'ACTION MÉCANIQUE, CAUSE PREMIÈRE DU
PHÉNOMÈNE.

Par la combinaison de ces deux balancements distincts qui constituent le *roulis* et le *tangage*, chaque point d'un vaisseau, chaque personne placée à bord, décrit des oscillations autour du centre de gravité de cette masse, considéré comme immobile. Les lignes parcourues alternativement en sens opposés, résultant ainsi de la combinaison de deux mouvements, peuvent être affectées d'une certaine irrégularité ; si elles ne sont pas des arcs de cercles, ce sont du moins des courbes situées à la surface d'une sphère, puisque les distances au centre du mouvement restent invariables. Les oscillations sont d'autant plus sensibles que les corps oscillants se trouvent plus éloignés de ce dernier point, dont la position est voisine du pied du grand mât. Si d'ailleurs le vaisseau n'est pas très-fortement agité, et que *l'amplitude,* ou l'étendue relative des oscillations, soit en conséquence peu considérable, les arcs décrits se réduisent sensiblement à des lignes droites verticales.

En outre, tous les points participent au mouvement de marche ou de propulsion du navire ; à peu près ainsi que tous les objets situés à la surface de la Terre, en même temps qu'ils tournent autour de l'axe, participent au mouvement qui emporte ce globe dans l'espace.

Un petit navire ou une simple barque, qui navigue parallèlement aux sillons des vagues, est sujette à une autre sorte de mouvements périodiques et oscillatoires, qui consiste dans les élévations et les abaissements successifs de la masse totale par rapport à un niveau moyen : car évidemment, il y a élévation quand la barque est portée sur la crète d'une vague, et abaissement quand elle tombe dans le creux d'un sillon.

Nous avons donc à examiner ici, d'une manière générale et d'après les seules considérations de la mécanique, quels peuvent être sur l'économie du corps humain les effets du mouvement de marche et ceux des mouvements oscillatoires. D'ailleurs, dans l'examen de ces effets, si nous ne jugeons pas négligeable la courbure des arcs parcourus, nous devrons faire entrer en ligne de compte ceux qui seront dus aux *forces centrifuges*, c'est-à-dire à ces forces particulières qui naissent et se développent d'elles-mêmes dans tout mouvement curviligne, et qui tendent sans cesse à éloigner le mobile du centre de courbure. Leur influence, ainsi que nous aurons lieu plus tard de le reconnaître, ne saurait se trouver implicitement comprise dans celle des mouvements spécifiés.

Une remarque préalable semble nécessaire. Il sera établi que les effets considérés sont généralement des *pressions* exercées sur certaines parties de l'organisme. Or, les causes d'influences agissant toutes en même temps, on pourrait se trouver dans l'incertitude sur le résultat de la simultanéité de leur action. Il faut donc savoir que des forces telles que des pressions, dont l'action sur un même point est simultanée, ont le même effet définitif qu'elles auraient si, à chaque instant, au lieu d'agir ensemble, elles exerçaient leur action à tour de rôle, chacune suivant sa propre direction. Nous pourrons donc, sous cette réserve, considérer séparément les effets particuliers de toutes les forces.

On obtient encore, pour un instant donné, l'effet définitif ou la *résultante* des mêmes forces, en la déterminant d'après un principe qui sert également à résoudre la question inverse, c'est-à-dire à décomposer une force en d'autres de directions données ; principe d'une application continuelle en mécanique, mais dont l'exposition ne peut trouver place dans cette petite digression.

On se fait une idée nette de chaque espèce de mouvement prise en particulier, et rien n'empêche de prendre ainsi, isolément l'une de l'autre, les trois sortes de mouvements d'un navire, le roulis et le tangage notamment. On peut concevoir chacun de ces balancements comme s'il existait *à priori* en vertu de causes déterminées et indépendantes, pourvu qu'on ait égard aux irrégularités dont ils sont susceptibles, surtout lorsqu'ils ont de grandes amplitudes. Quant au mouvement réel qui résulte pour chaque point de la simultanéité de tous les mouvements, nous n'avons pas un besoin absolu de le connaître, puisqu'il nous suffit, en vertu de ce qui vient d'être dit, de savoir évaluer les effets respectifs et leur résultante. C'est ainsi, par exemple, que si les effets respectifs sont deux pressions verticales, la résultante sera leur somme ou leur différence, selon qu'elles seront de même sens ou de sens contraire.

Cela posé, cherchons en premier lieu à reconnaître quelle influence doit exercer sur l'organisme le mouvement de propulsion, ou tout mouvement horizontal et rectiligne. Le navigateur sera supposé dans sa station verticale.

En général, lorsque la charpente osseuse du corps humain, supposé dans ce mode de station, reçoit une impulsion horizontale, les liquides contenus dans certains organes et les organes suspendus à des points fixes quelconques, ce que nous nommerons indistinctement les *parties flottantes* de l'organisme, résistent un instant par leur force d'inertie, et partagent ensuite sans plus de résistance le mouvement uniforme du corps. Qu'une nouvelle impulsion se produise dans le même sens que la première, la résistance se renouvelle pendant un autre instant, et le résultat est par ailleurs analogue au précédent, la vitesse uniforme de la masse totale se trouvant seulement augmentée. Et si les impulsions se renouvellent sans cesse, de sorte que la vitesse du corps soit incessamment croissante, ou que le mouvement devienne *accéléré*, les parties flottantes étant forcées de prendre à chaque instant de nouvelles vitesses, la résistance qu'elles opposent devient continue, et le résultat est une *pression* exercée sur ces parties, aux points de contact avec les organes qui les poussent.

Si, à une époque quelconque, les impulsions cessent de se renouveler, l'accélération cesse elle-même, et dans le mouvement uniforme qui subsiste toutes les résistances ont disparu, parce que les divers points de la masse continuent d'eux-mêmes à se mouvoir avec leur vitesse acquise, vitesse qui est la même pour tous. Enfin, si le mouvement de la charpente se *ralentit*, les parties flottantes viennent frapper et poussent continuellement, avec le surcroît de vitesse dont elles sont animées, les parois qui s'opposent à leurs mouvements : des pressions naissent donc aux points de contact avec ces parois, en sens inverse des précédentes, mais pour disparaître comme celles-ci, dès que le mouvement de la masse osseuse redeviendra uniforme.

On comprend d'ailleurs que des impulsions successives doivent être supposées d'autant plus petites qu'elles se suivent de plus près, si l'on veut que l'accumulation des vitesses acquises n'en donne pas bientôt une excessive. L'accélération, dans le sens spécial du mot, suppose des impulsions infiniment petites se succédant à des intervalles de temps inappréciables ; et de même le ralentissement consiste dans une diminution infiniment graduée des vitesses acquises.

Toute impulsion qui n'est pas de cet ordre de petitesse imprime au corps, par elle seule, une vitesse appréciable, et l'effet subséquent dans l'organisme mérite d'être remarqué. On conçoit que ce doit être une compression brusque et subite des parties flottantes, ou du moins un effort violent tendant à les comprimer, et qui ne peut être assimilé à une pression ; c'est une action vive et puissante, mais dont la durée n'est que celle d'un instant, tandis qu'une pression est la reproduction incessante d'une action infiniment petite. L'expérience seule peut nous apprendre jusqu'à quel point la compensation est possible.

Pareillement, tout arrêt brusque et immédiat du corps en mouvement, ou simplement toute diminution instantanée et plus ou moins considérable de sa vitesse acquise, doit déterminer en sens contraire, et sur les faces opposées des parties flottantes, un effort comprimant de même ordre que le précédent. En outre, si l'arrêt brusque est occasionné par la rencontre d'un obstacle, cet effort comprimant se trouve généralement augmenté d'un effet de répercussion, dû à l'élasticité des substances qui reçoivent le choc.

Enfin, ces deux sortes d'effets sont les seules que l'organisme puisse recevoir du mouvement, et les seules aussi que l'on imagine. Aucun effet ne se produirait dans un corps d'une constitution invariable, ne formant qu'une masse solide et compacte.

Pour revenir à notre objet spécial, nous concluons que le mouvement de propulsion du navire, ou tout autre mouvement horizontal et rectiligne, ne peut affecter l'organisme aussi longtemps que la vitesse est constante ; mais qu'il n'en est plus ainsi dès que la vitesse devient variable. Nous voyons en particulier que des variations de vitesse par degrés insensibles font naître des pressions, à la surface des parties qui ne tiennent pas d'une manière indissoluble à la charpente du corps; ces pressions se trouvent dirigées dans le sens du mouvement s'il y a accélération, et dans le sens contraire s'il y a ralentissement, l'action dans les deux cas s'exerçant sur des faces opposées. Il faut renverser le sens d'action pour avoir les pressions supportées par les surfaces enveloppantes en contact avec ces parties.

Et si les variations de la vitesse du navire, au lieu d'être graduelles, sont brusques et en saccades, si le mouvement est discontinu, il en résulte tout à coup des efforts comprimants plus ou moins intenses, mais qui n'ont que la durée d'un instant, et dont les sens d'action se trouvent déterminés comme ceux des pressions.

Notons encore qu'il est indifférent de supposer des mouvements horizontaux progressifs ou rétrogrades, d'un sens quelconque ou du sens opposé, puisque les effets d'accélérations dans l'un des cas deviennent ceux de ralentissements dans l'autre, et *vice versâ*. S'il n'y a pas égalité absolue dans les résultats, il y aura du moins équivalence.

Ces premiers faits admis, nous passons à la considération des mouvements oscillatoires; mais d'abord en les réduisant à des mouvements verticaux. Nous supposerons que les vitesses croissent et décroissent d'une manière graduelle, pour s'éteindre et se renouveler insensiblement à chacun des deux termes de la course, puisque c'est le cas ordinaire des mouvements de cette nature; et nous allons chercher à évaluer en particulier les effets d'un mouvement de *descente*, le corps étant toujours dans sa station verticale.

Ici nous comprendrons dans les parties flottantes de l'organisme, non-seulement les substances liquides et les organes suspendus, mais en outre ceux qui reposent et s'appuient librement sur des membranes ou des surfaces quelconques. Toutes ces parties, tant qu'elles sont à l'état de repos, exercent par leur poids de certaines pressions sur leurs points d'appui ou de suspension, ou sur les surfaces qui les enveloppent, pressions nécessaires sans doute à l'équilibre et au bon fonctionnement du système. Or, pendant les premiers instants de la descente, au moins, ces pressions sont diminuées à quelque degré ; on conçoit même qu'elles deviendraient nulles, si le corps, cessant tout à fait d'être soutenu par le navire, tombait d'une chûte libre ; car ses diverses parties, obéissant également à l'action de la pesanteur, prendraient toutes d'elles-mêmes une vitesse commune, comme si elles n'avaient entre elles aucun lien de dépendance. Les pressions naissent uniquement des forces que ne peuvent produire leurs effets avec une entière liberté.

Mais nous nous garderons d'étendre la conclusion à la durée totale de la descente. D'après des considérations analogues à celles dont nous avons fait usage pour les mouvements horizontaux, voici ce qui arrive : Les pressions dont il s'agit se trouvent diminuées jusqu'à l'instant de vitesse maximum ; en cet instant elles sont redevenues les mêmes que dans l'état de repos ; après quoi elles se trouvent au contraire augmentées, mais pour reprendre encore leur intensité ordinaire au terme inférieur de la course, où pendant un instant la vitesse est nulle.

Ces pressions varient donc suivant de telles lois, qu'il y a diminution, relativement à l'intensité normale, pendant l'accélération de la descente, et augmentation pendant le ralentissement. Dans chacun des deux intervalles

elles varient généralement d'une manière graduelle, pas-
sant par un état de minimum ou de maximum.

Pendant une période *ascendante*, c'est évidemment
l'inverse qui a lieu ; d'où il suit que, dans le cours d'une
oscillation complète, qui se compose de la descente et
de la *remontée* ou du retour au point de départ si les
oscillations sont régulières, les pressions sont deux
fois diminuées et deux fois augmentées ; elles sont diminuées dans les deux quarts supérieurs de l'oscillation
complète, et augmentées dans les deux quarts inférieurs ; elles reprennent quatre fois leur intensité
normale.

On comprendra sans peine qu'un mouvement uniforme, ascendant ou descendant, s'il s'établissait, aurait
pour résultat de faire reparaître les pressions ordinaires,
qui subsisteraient pendant toute sa durée : c'est pour
cette raison que les époques de maximum dans les vitesses variables ramènent ces pressions, car ce sont des
instants où le mouvement peut être considéré comme
uniforme.

Mais dans les mouvements verticaux aussi, les variations de vitesse ne sont pas toujours soumises à des gradations insensibles, et les solutions de continuité ont
des effets de même nature que ceux du cas correspondant des mouvements horizontaux, sauf les différences
qui dépendent de leurs conditions particulières. Si
l'arrêt brusque a lieu pendant le cours d'un mouvement
de descente, l'effort comprimant agit comme une augmentation subite et plus ou moins considérable dans les
pressions ; il s'y ajoute ordinairement un effet d'élasticité et de répercussion, quand l'interruption du mouvement est occasionnée par la rencontre d'un obstacle fixe.
Toute terminaison brusque d'un mouvement ascendant
a pour conséquence immédiate, non-seulement une diminution ou même une cessation absolue des pressions

dues à la pesanteur, mais en outre généralement un effort comprimant de sens opposé, et s'exerçant sur les faces supérieures des parties flottantes, du moins pendant la durée d'un instant. Les impressions que nous éprouvons dans ces divers cas se nomment souvent des *soubresauts*.

Nous intercalerons ici quelques observations destinées à faciliter l'intelligence de ce qui doit suivre, ou à compléter ce qui précède.

Il est assez évident qu'en général, les pressions déterminées par des accélérations de vitesse dans un mouvement horizontal, doivent être précisément égales aux diminutions de pressions qui seraient déterminées par les mêmes accélérations dans un mouvement de descente, ou bien aux augmentations de pressions qui seraient dues à ces accélérations dans un mouvement ascendant. Une observation analogue s'applique aux ralentissements. Si donc on considère un mouvement dans une direction quelconque oblique à l'horizon, les effets des variations de vitesse sur la ligne parcourue sont décomposables suivant les lois ordinaires de la décomposition des forces : chacun l'eux, pour un instant donné, étant décomposé en deux autres de directions respectivement horizontale et verticale, le premier représentera une pression horizontale, et le second une augmentation ou une diminution de pression verticale.

Des variations continues dans la vitesse d'un mobile donnent naissance aux forces dites *accélératrices* ou *retardatrices* en mécanique, et qu'il est d'usage aussi de désigner indistinctement par la première de ces deux dénominations. On peut donc ne voir dans ces variations de vitesse que de telles forces, susceptibles en conséquence de tous les modes possibles de décomposition.

En vertu d'un principe fondamental d'hydrostatique,

les pressions supportées par les molécules d'un fluide se transmettent également en tout sens dans toute la masse. Il en résulte que les effets de pressions dans les liquides de l'organisme doivent différer essentiellement de ceux qui ont lieu à la surface des parties solides ; et ce n'est que sous la réserve de cette restriction que nous pouvons désigner par les noms de pressions verticales ou horizontales celles qui sont dues à des forces accélératrices de l'une ou de l'autre de ces directions.

L'action des flots, toujours peu régulière et quelquefois si tumultueuse, ne saurait produire des oscillations d'une régularité parfaite. D'un autre côté, les oscillations de roulis et de tangage, considérées séparément et comme existant *à priori,* n'ont pas la même durée ; elles ne peuvent, en se combinant, déterminer des mouvements verticaux d'une amplitude constante, lors même qu'on leur suppose la régularité qui leur manque; un point du navire sera sollicité, tantôt à monter ou à descendre par le concours des deux mouvements, tantôt à monter par l'un et à descendre par l'autre. Le calcul nous enseigne que les anomalies croissent avec les amplitudes de pareils mouvements. Mais ces diverses circonstances n'ont cependant pour nous qu'un intérêt secondaire : ce qu'il nous importe le plus de remarquer, c'est que, si les mouvements composants sont exempts de solutions de continuité, il en sera toujours ainsi du mouvement composé; de sorte que les vitesses effectives ne varieront que par degrés insensibles, donnant naissance à des suites alternatives d'augmentations et de diminutions graduelles dans les pressions verticales.

Actuellement, il faut que nous ayons égard à la courbure des arcs oscillatoires. Ce n'est guère que vers leurs extrémités qu'ils s'écartent sensiblement de la direction verticale. Dans tous les cas, en chacun de leurs points nous concevrons le mouvement décomposé et remplacé par deux autres, un horizontal et un vertical, lesquels rentreront dans les deux catégories de ceux dont nous avons examiné déjà les effets.

Quant aux forces centrifuges qui se développent sur le parcours des mêmes arcs, si l'on ne veut les ranger immédiatement parmi les causes de pressions horizontales, d'après leur direction moyenne, on leur fera subir une pareille décomposition.

Il est facile maintenant de comprendre comment l'influence des forces centrifuges se trouve essentiellement distincte de celles des mouvements horizontaux et verticaux substitués au mouvement curviligne. Ces mouvements n'ont d'autres effets réels que ceux qui sont dus aux variations de la vitesse sur la courbe décrite; en chaque point de cette courbe, on les considère comme s'ils étaient constamment dirigés suivant la tangente; tandis qu'une force centrifuge a pour origine et pour cause unique les déviations incessantes que le mobile est forcé de subir sur les éléments successifs de sa trajectoire. D'ailleurs, les directions respectives des forces ne permettent pas de les confondre.

Les forces centrifuges donnent lieu à une autre observation. On reconnaît sans peine qu'en général, un effet de pressions déterminé dans les organes par une variation quelconque de la vitesse du corps, telle qu'une accélération par exemple, est l'inverse de l'effet qui serait dû à une force accélératrice égale et de même sens, mais dont l'action serait incessamment détruite par la résistance de la masse osseuse, et qui ne produirait en conséquence aucun mouvement. Les forces centrifuges sont dans ce dernier cas : donc, quand nous aurons à composer une force de cette nature avec une force accélératrice dirigée suivant la trajectoire, pour avoir la résultante des effets de pressions, nous devrons préalablement renverser le sens d'action de la première, et la résultante agira suivant sa propre direction comme une variation de vitesse dans le mouvement du corps.

Ajoutons deux mots pour prévenir une difficulté sur le même sujet. Si l'on a égard à la simultanéité de tous les mouvements, y compris celui de propulsion, chaque point du navire décrit réellement dans l'espace une sorte de ligne ondulée ou sinueuse, sur laquelle se développent nécessairement des forces centrifuges, et l'on pourrait être porté à tenir compte de ces nouvelles forces, ou rester à cet égard dans l'indécision. Mais nous verrons ultérieurement, si déjà cela ne paraissait pas évident, que leur influence se trouve comprise dans l'ensemble de celles qui ont été successivement appréciées. La considération de cette ligne, ou des forces qui s'y rattachent, nous est donc inutile.

Tels sont en substance les principaux résultats à consigner dans cette analyse. On voit que sauf les cas, toujours accidentels, de discontinuité dans les mouvements du navire, l'action mécanique a pour effets directs et immédiats, soit de faire naître sur les parties flottantes de l'organisme des pressions qui n'existent pas habituellement, soit de modifier l'intensité de pressions permanentes. Nous nous réservons d'en apprécier la valeur sous de nouveaux rapports, et nous ferons en ce moment quelques simples remarques.

Les conséquences anatomiques sont en dehors de notre sujet ; mais nous pouvons, sans enfreindre la limite, porter un peu plus loin les précédentes. Nous remarquerons, par exemple, que sous l'influence d'une diminution des pressions verticales, les liquides de l'organisme, pesant moins sur leurs enveloppes, seront de fait devenus plus légers. Si donc le navigateur est dans sa posture verticale, le sang des conduits artériels ou veineux aura plus de facilité à monter, moins de tendance à descendre; il résistera moins aux impulsions d'une direction ascendante, pourvu que rien ne soit changé dans les conditions d'action de l'organe impulseur. Dans la même hypothèse, une masse spongieuse et douée d'une certaine force expansive, comme pourrait être supposée la masse cérébrale, contenue dans une boîte osseuse ou une membrane, pressera moins la surface de sa base par son poids, et davantage la partie supérieure de l'enveloppe par sa force d'expansion. Il est vrai que toute période à pressions augmentées donnera les résultats exactement inverses.

Les parties flottantes de l'abdomen, si elles ne possèdent pas une pareille force élastique, ne sauraient généralement se rapprocher ni s'éloigner du diaphragme; car elles sont en contact permanent avec la base qui les supporte, et ne cessent pas de la presser par leur poids, les pressions ayant à la vérité des intensités variables. Mais il y a deux cas exceptionnels : un arrêt brusque dans tout mouvement ascendant détermine les mêmes parties à quitter cette base momentanément, et les provoque à venir frapper le diaphragme. D'une autre part, un mouvement de descente plus rapide que celui d'une chûte libre, s'il se produisait, aurait pour résultat de reporter le contact permanent et les pressions de la base de l'abdomen à la surface du diaphragme : cela devient évident, si l'on considère qu'une chûte libre donne des pressions nulles, et représente ainsi le cas limite entre ceux qui produisent des pressions de l'un ou de l'autre sens. Au reste, le second cas est en quelque sorte purement théorique.

Si le navigateur a pris la station horizontale, il s'est fait dans les pressions des liquides une nouvelle distribution, que nous ne pouvons nous proposer de comparer avec celle que détermine la station verticale : le principe d'hydrostatique cité précédemment servirait à l'apprécier. Nous observerons seulement que, dans leurs directions relatives au corps, les pressions verticales ont alterné avec les pressions horizontales, du moins si l'on suppose que la résultante de celles-ci se trouve dirigée suivant l'axe longitudinal de la charpente osseuse.

Jusqu'à ce jour, il semble difficile d'estimer les valeurs respectives des forces que l'on compose ainsi théoriquement. On ne le pourrait que d'après un ensemble d'observations précises sur l'étendue et la durée des mouvements oscillatoires, aussi bien que sur les variations de la vitesse de marche des navires ; et ces observations devraient être répétées dans les circonstances diverses de navigation : or, je ne sache pas qu'elles aient été faites.

Nous devons conjecturer, ce qui peut-être est contraire à l'opinion commune, que les effets de roulis l'emportent sur ceux de tangage, au moins dans les moments de bourrasques, et si l'on suppose des bâtiments voiliers à forte et pesante mâture. Le tangage, il est vrai, fait décrire des arcs d'un plus grand rayon, mais dont l'étendue relative au rayon est toujours assez restreinte ; tandis que les arcs de roulis ont souvent une fort grande amplitude, qu'on voit atteindre et dépasser 45 degrés ; aussi les passagers inhabiles à conserver leur équilibre ne sont-ils renversés que par des coups de roulis. Ces mouvements sont aussi plus rapides que ceux du tangage, mais ils dépendent de circonstances très-variables.

Il ne paraît même pas qu'on ait songé à l'influence des variations de la vitesse de propulsion, qui doit cependant affecter encore d'une manière très-notable les navires à voiles. La marche de ces navires est sans doute à peu près uniforme, aussi longtemps que la brise est modérée : mais quand l'action du vent, plus impétueuse, est devenue saccadée et intermittente, la marche uniforme n'est plus possible ; les intermittences de la force motrice produisent nécessairement des inégalités dans la vitesse, bien que les navigateurs ne s'en aperçoivent pas, parce qu'ils ne peuvent y être aussi sensibles qu'aux balancements de roulis et de tangage.

Enfin, il ne faut pas oublier qu'on peut avoir à tenir compte des circonstances qui viennent parfois troubler la continuité de tous les mouvements, sans excepter celui de propulsion, et parmi lesquelles je signalerai principalement les chocs de vagues contre la charpente du navire, lorsqu'ils ont atteint un certain degré de violence. Ces causes d'influences, d'une nature toute particulière, ne sauraient être entièrement négligées.

Avant de passer à un autre chapitre, je dois mentionner l'opinion émise dans cette question par un géomètre, le seul à ma connaissance qui ait abordé le sujet, ou qui l'ait du moins effleuré : la manière dont il l'envisage me donnera lieu d'ajouter un complément à la théorie. Voici donc une explication du mal de mer présentée par M. Delaunay, ingénieur des mines, membre de l'Académie des sciences, professeur à l'École Polytechnique et à la Faculté des sciences de Paris : je la rapporte textuellement. «... C'est ainsi que le mal de mer est oc-
» casionné par les balancements successifs que les vagues
» transmettent au navire sur lequel on se trouve. Dans
» ce mouvement de balancement, chaque molécule du
» corps, au lieu de se mouvoir en ligne droite, décrit
» une ligne sinueuse. Au moment où cette molécule se
» trouve dans une des parties inférieures de la ligne
» qu'elle est obligée de parcourir, elle se trouve à peu
» près dans les mêmes conditions que si elle se mouvait
» le long d'une circonférence de cercle : il se développe
» donc une force centrifuge qui détermine une pression

» de la molécule sur celles qui sont dans son voisinage.
» Un effet analogue se produit, lorsque cette molécule
» se trouve dans une des parties supérieures; la force
» centrifuge qui s'y développe donne lieu à une pression
» dirigée en sens contraire de la précédente. Ainsi, par
» suite des balancements continuels du navire, les or-
» ganes qui sont à l'intérieur du corps exercent les uns
» sur les autres des pressions différentes de celles qui
» ont lieu à l'état de repos, pressions qui varient d'ail-
» leurs continuellement et insensiblement d'un instant
» à un autre; on conçoit bien qu'il puisse en résulter un
» malaise, et c'est en effet ce qui occasionne le mal de
» mer. » (*Cours élémentaire de Mécanique*, pages 150
et 151, édition de 1857.) L'explication est accompagnée
d'une figure représentant une ligne sinueuse; j'ai sup-
primé les détails du texte qui s'y rapportent.

Cette manière un peu péremptoire de traiter le problème de mécanique le simplifie beaucoup, et peut être
séduisante; elle en donne immédiatement au moins une
sorte de solution sommaire, si toutefois elle est exacte :
mais elle ne saurait l'être (*).

Rien n'empêche assurément d'introduire dans le calcul
la considération de la ligne sinueuse décrite dans l'espace par chaque point du navire, en vertu de ses mouvements oscillatoires combinés avec celui de propulsion,
et par suite celle des forces centrifuges qui s'y développent. Mais se borner à considérer ces forces sans les
composer avec d'autres éléments de la question, je le

(*) Le professeur éminent dont je discute l'opinion n'aurait-il voulu
que signaler une des causes principales du phénomène, comme un
un exemple de *force centrifuge ?* Il resterait dans ce cas à estimer
cette part d'influence, ainsi que j'ai occasion de l'indiquer un peu plus
loin. Après tout, je dois m'en tenir au texte, car on ne peut discuter
une proposition mathématique que d'après les termes dans lesquels
elle est énoncée.

demande à M. Delaunay, juge très-compétent sans aucun doute et qui peut être ici invoqué contre lui-même, n'est-ce pas à peu près comme si, dans le mouvement d'un liquide pesant le long d'un canal sinueux, on n'apercevait d'autres pressions que celles qui sont dues aux forces centrifuges? Au reste, il suffit de mettre cette explication à l'épreuve de deux hypothèses pour en démontrer l'inexactitude.

Supposons la marche uniforme, et les mouvements oscillatoires verticaux, hypothèse qui semble bien permise. Suivant l'explication, les pressions prendraient des inclinaisons sans cesse variables; elles dépendraient d'une marche plus ou moins rapide, quoique uniforme; à mesure que la marche serait supposée plus lente, les ondes de la courbe auraient moins de courbure dans leurs parties moyennes, et l'on voit que si la vitesse de marche devenait nulle, la courbe se réduirait à une ligne droite, sur laquelle il ne pourrait plus y avoir de forces centrifuges, ni par conséquent de pressions. Or, toutes ces conséquences sont inadmissibles : une marche uniforme ne peut influer sur les intensités ni sur les directions des pressions, lesquelles dans le cas supposé sont constamment verticales.

Si maintenant nous supposons la vitesse de marche variable, et les mouvements oscillatoires nuls, autre hypothèse parfaitement légitime, la courbe sinueuse se réduisant à une ligne droite horizontale, il n'y aurait plus encore ni forces centrifuges ni pressions, et si elles étaient possibles leur direction serait verticale; tandis qu'il y a des pressions réelles, dont la direction est horizontale.

Nous avions déjà remarqué cette ligne ondulée et serpentante qui représente la véritable trajectoire du point dont on considère le mouvement; mais nous n'en avions

aucun besoin, nous devions la négliger, et la raison en
est facile à comprendre, au moins dans le cas d'un mouvement de marche uniforme. Il nous suffisait de nous
fonder sur ce principe, que des mouvements rectilignes
et uniformes, communs à toutes les molécules d'un
corps, à tous les points d'un système matériel quelconque, ne peuvent y déterminer la moindre pression,
ni modifier les pressions attribuables à d'autres causes ;
de sorte qu'on peut, dans cette hypothèse, dégager les
mouvements oscillatoires du mouvement de propulsion,
ou ne considérer que les mouvements relatifs. C'est en
conséquence du même principe que le mouvement de
la Terre dans son orbite, ou son mouvement de rotation,
ou ces deux mouvements réunis, considérés comme
rectilignes et uniformes, ne peuvent influer sur les pressions non plus que sur les mouvements relatifs qui se
produisent à la surface de cette planète. Quand une
bombe est lancée verticalement, la direction de son
mouvement relatif est une ligne droite verticale, suivant
laquelle elle revient au point de départ. Cependant, eu
égard aux mouvements de la Terre, elle décrit véritable-
ment une ligne courbe, une parabole, et sur cette
courbe se développent des forces centrifuges ; mais ces
forces, impuissantes à modifier le mouvement relatif,
nécessaires même pour le conserver, ne changeront pas
davantage les pressions que les molécules du projectile
pourraient recevoir de la force expansive d'un gaz intérieur, par exemple, ou d'une cause de toute autre
nature.

Qu'ensuite on suppose des variations quelconques
dans la vitesse des mouvements rectilignes, pourvu
qu'elles soient les mêmes sur tous les points, il en ré-
sultera simplement des pressions particulières suivant
la direction commune de ces mouvements, et ces pressions en chaque point se composeront, conformément
aux règles connues, avec celles du cas précédent.

Si cependant une molécule du navire laissait dans l'atmosphère une trace visible du chemin qu'elle parcourt, si l'on connaissait en outre, à tout instant donné, sa vitesse sur la ligne parcourue et les variations de cette vitesse, on pourrait trouver de l'avantage à faire dépendre de ces données la solution du problème, et voici quelle serait la marche à suivre ; je l'indiquerai brièvement, l'opération se rapportant à des théories moins élémentaires que ce qui précède, et ne pouvant avoir aucun but d'utilité pratique : On calculerait d'abord la force centrifuge sur l'élément de la trajectoire où l'on supposerait la molécule arrivée, en divisant le carré de la vitesse par le *rayon de courbure :* ce rayon est celui du *cercle osculateur* ou du cercle qui se confond avec la courbe dans le voisinage de cet élément ; la trajectoire, d'ailleurs, étant généralement une ligne *à double courbure.* La force centrifuge une fois obtenue, on sait qu'elle est dirigée sur le rayon de courbure et agit dans le sens qui éloigne du centre. Des variations de la vitesse on concluerait la mesure de la force accélératrice suivant la tangente à la courbe. On composerait la force centrifuge, prise en sens contraire de son action, avec cette force tangentielle, et la résultante serait la force cherchée ou celle qui déterminerait la résultante des effets de pressions.

Ajoutons finalement que dans beaucoup de cas, la force centrifuge, estimée quant à ses effets de pressions comme une force accélératrice de sens contraire, ainsi qu'on doit toujours le supposer, pourra ne pas différer considérablement de la résultante.

§ III.

Les moyens de nature mécanique qui ont été mis en
usage pour combattre le mal de mer sont peu nombreux,
et se réduisent à peu près aux suivants : Les systèmes
médicaux et l'anatomie ont conduit à imaginer des ceintures qui s'appliquent, soit à l'épigastre, soit au-dessous
de l'abdomen. Dans l'emploi de ces appareils on cherche
avec plus ou moins de succès un utile palliatif, et l'on
reconnaît qu'ils ne peuvent modifier considérablement
les réactions intérieures qu'il s'agirait de neutraliser.

M. Pellarin recommande, en même temps que l'usage
des ceintures, le *décubitus* horizontal, ou plutôt une position du corps où la tête soit placée un peu au-dessous
du niveau des pieds, dans le but de favoriser la circulation du sang vers le cerveau. Je ne puis apprécier en
lui-même le mérite de ce conseil, mais il paraîtrait
sanctionné par l'expérience ; on remarque du moins
que, dans les circonstances les plus ordinaires, la position horizontale soulage d'une manière sensible. Le fait
se trouve d'ailleurs concorder avec ma propre théorie.

On a songé aussi à utiliser les supports à suspension,
tels que le hamac ; mais généralement on leur attribue
une vertu préservative qu'ils ne sauraient avoir : ils
laissent subsister tous les mouvements du navire, par
la raison fort simple qu'un corps suspendu partage tous
les mouvements du point de suspension, et décrit les
mêmes lignes dans l'espace. Les siéges et lits suspendus

n'ont d'autres avantages réels que de préserver des chavirements, dans tous les sens ou dans un seul, selon leur construction et le nombre des points de suspension. Le hamac fixé par ses deux extrémités enveloppe le corps et garantit ainsi de tout chavirement; mais il prend une forme arquée que l'habitude seule rend supportable. Les siéges à un seul point de suspension imposent la nécessité d'une posture invariable sous peine de continuelles vacillations, et sont peu usités. Enfin, tous les appareils de ce genre exigent plus ou moins d'espace libre autour d'eux, inconvénient grave dans un navire.

Des considérations dont on jugera bientôt me porteraient à conseiller une position du corps où la résultante des effets de pressions se trouvât dirigée transversalement à la poitrine, la position la plus défavorable devant être celle qui fait agir cette force dans le sens longitudinal, ou suivant la ligne des pieds à la tête. On devrait donc préférer le décubitus horizontal, si l'on n'avait à craindre que les mouvements verticaux. Mais la difficulté serait de connaître la direction de la force considérée, et ce moyen semblerait n'être encore qu'un palliatif.

Cependant, une appréciation plus étendue des effets immédiats, si nous la faisons particulièrement au point de vue des modifications profondes que de longues habitudes ont dû déterminer dans les impressions subséquentes de l'organisme, aura pour résultat de nous suggérer au moins l'essai de nouveaux expédients qui promettraient d'être plus efficaces. Les conséquences de cet examen seront plus que de vagues aperçus ; elles trouveront, en outre, dans quelques faits d'une observation vulgaire, une remarquable confirmation.

Dès le premier abord, une réflexion se présente naturellement : Ces pressions qui naissent et varient sous l'influence d'une action toute mécanique, peuvent amener sans doute quelque perturbation dans le fonctionnement des organes : mais, si l'on est forcé d'y voir la seule cause déterminante d'une affection qui bouleverse l'organisme, ne semble-t-il pas que chaque jour, pour ainsi dire, et dans mille circonstances, on devrait être exposé, sans mettre les pieds sur un navire, à des crises bien redoutables ? Que sont les forces centrifuges que développe le roulis ou le tangage au milieu des plus furieux ouragans, comparées avec celles qu'engendre l'exercice de la valse, par exemple, ou le mouvement circulaire du carrousel, dont cependant on ne se trouve nullement incommodé ? (*) Nous diversifions à notre gré l'accélération et le ralentissement d'une course rapide, nous effectuons des montées et des descentes avec des vitesses infiniment variées, sans nous apercevoir du plus léger symptôme de l'affection maritime.

Toutefois, il importe d'établir des différences entre les mouvements du corps humain relativement à leurs directions, de distinguer principalement les mouvements horizontaux des mouvements verticaux, en supposant d'ailleurs la posture verticale : car, les premiers étant de beaucoup les plus fréquents, les plus variés et les plus étendus, l'habitude doit avoir atténué considérablement les effets qui leur correspondent. Aussi nous attachons-nous d'une manière à peu près exclusive à l'appréciation des effets de pressions verticales, dirigées suivant l'axe longitudinal du corps. Les mouvements horizontaux ou transversaux eux-mêmes auraient pu donner lieu à une subdivision, les plus ordinaires se trouvant dirigés perpendiculairement à la face antérieure

---

(*) On sait que les forces centrifuges sont proportionnelles au carré de la vitesse et en raison inverse du rayon de courbure.

de la poitrine : tous néanmoins nous sont très-habituels, tous se réalisent presque dans chacun de nos déplacements, et leur importance ici doit disparaître devant celle des mouvements de la direction longitudinale.

Mais deux circonstances surtout caractérisent les mouvements d'un navire : c'est, d'une part, la succession alternative et incessante d'effets en sens opposés; et de l'autre, la douceur de ces mouvements, où la vitesse, dans les conditions normales, s'éteint par degrés insensibles, pour renaître de la même manière. Ce sont là réellement deux causes d'influences très-graves, et qui méritent toute notre attention : c'est même vers elles que doit se concentrer notre examen, et nous commençons immédiatement par la première.

Il est impossible de ne pas reconnaître, pour peu qu'on observe et qu'on réfléchisse, que nos impressions, dans l'ordre physique aussi bien que dans l'ordre moral, ne sont en grande partie, fort souvent, que des effets d'oppositions et de contrastes. Nous pouvons, sans en souffrir beaucoup, exposer nos mains à l'action d'une assez vive chaleur, nous pouvons aussi les tenir un assez long temps dans la neige ; mais, si nous les portions alternativement de la neige au foyer de chaleur et du foyer dans la neige, en donnant seulement à chacune des deux causes d'impressions successives le temps de produire son effet, nul doute qu'une pareille manœuvre n'eût bientôt les conséquences les plus douloureuses, et peut-être deviendrait-elle funeste à ces organes. De même encore, nos yeux se ressentiraient très-péniblement de passages alternatifs d'une obscurité profonde à un jour éclatant, et du jour à l'obscurité. Ces faits et leurs analogues nous sont enseignés par l'expérience, mais le principe de l'habitude nous en fournit une explication plausible.

L'habitude résulte d'actions qui se répètent constamment dans un même sens, et l'on sait qu'elle a le pouvoir de rendre insensibles des effets d'abord douloureux. Une succession continuelle d'actions en sens opposés doit être de nature à produire le résultat inverse ; elle pourra donc rendre pénibles des effets qui ne le sont pas par eux-mêmes.

Remarquons encore que chacune des actions de sens opposés a nécessairement, pendant qu'elle s'exerce, une tendance à déterminer déjà un commencement d'habitude dans le sens qui lui est propre : un appel est fait en conséquence aux forces vitales, lesquelles ne demandent pas mieux que d'y répondre, car elles sont toujours disposées à se modifier suivant les besoins des circonstances. Or, on conçoit que la succession indéfinie des appels contradictoires doit amener un état de lutte et de tiraillement, un certain trouble dans les sources de la vie, que l'organisme en souffre de quelque manière, à peu près comme devrait souffrir, si la comparaison est permise, le service d'une administration, par une suite perpétuelle d'ordres et de contre-ordres.

Et cependant il y a un cas, très-digne de remarque, où de telles successions d'effets opposés cessent de nous impressionner douloureusement, c'est le cas où leur influence elle-même est domptée par l'habitude. En toute chose, nous pouvons finir par nous habituer même aux changements continuels, et lorsque les effets se contrarient le plus.

Cette première circonstance doit donc contribuer pour sa part à l'état de souffrance qui se manifeste : les balancements d'un navire ont assez de lenteur pour donner à chaque période d'action sur les organes une durée qui détermine en quelque sorte, dans le sens correspondant, un courant de forces vitales ; et ils se suivent, d'assez près pour rendre douloureux, par leur opposition, les effets successifs. Mais la seconde, dont nous allons nous occuper, paraît avoir une importance prépondérante.

Pour apprécier l'influence des gradations insensibles de la vitesse et de cette douceur qui en résulte dans les mouvements, quelques développements sont nécessaires, et nous procéderons, à cet égard, par une suite de remarques.

On peut dire qu'en général, nos mouvements verticaux habituels sont accélérés quand ils ont une direction descendante, et retardés ou ralentis lorsqu'ils sont ascendants, comme le fait a lieu pour tout objet matériel qui s'élève par une impulsion et qui retombe par son propre poids. Or, dans l'un et l'autre cas, les pressions verticales sont diminuées.

Il n'est pas moins visible que nos mouvements de descente ont habituellement des terminaisons brusques et répercussives, bien que les chocs puissent être très-adoucis. Soit que nous marchions, que nous nous asseyions, que nous parcourions dans le sens de la pesanteur la pente d'un terrain ou les marches d'un escalier, chacun de nos mouvements descendants est interrompu par la rencontre d'un obstacle inébranlable ; et de cette rencontre doit résulter, conformément à nos observations générales, une augmentation subite dans les mêmes pressions, ou plutôt un effet *sui generis,* une de ces actions vives et instantanées qui ne peuvent se comparer exactement à des pressions : or, cet effet est une réaction contre les diminutions de pressions qu'avait occasionnées la descente, puisqu'il a lieu dans le sens des augmentations.

Quant à nos mouvements ascendants, ils sont toujours précédés de l'action d'un muscle contre un pareil obstacle. Cette action est double et analogue à celle d'un ressort qui se détend : un des deux efforts s'exerce contre l'obstacle, tandis que l'autre, égal au premier et agissant comme force impulsive, communique au corps sa vitesse. Une telle impulsion, dans ses effets sur l'organisme, doit être de même ordre qu'une terminaison brusque d'un mouvement de descente, et il semble permis de la considérer comme une réaction anticipée contre la diminution de pressions qui la suivra immédiatement. Pour cette raison, nous appellerons effets répercussifs, sans distinction, tous ceux qui seront de la nature des précédents, soit qu'ils aient pour causes des impulsions ascendantes, ou des interruptions répercussives dans les vitesses descendantes.

De là nous concluons ce premier fait : que les mouvements verticaux à pressions diminuées n'affectent pas péniblement l'organisme, du moins quand ils sont répercussifs, et que leur étendue ne dépasse pas les limites ordinaires.

Mais il en est autrement dès que l'étendue devient plus considérable. Tout le monde connaît cette sensation douloureuse et indéfinissable, ces vertiges d'une intensité extrême, qu'on est sujet à éprouver dans la descente rapide d'un char sur la pente d'une montagne escarpée, ou pendant le cours d'une chute accidentelle d'une assez grande hauteur. La sensation devrait être, d'ailleurs, exactement la même dans un mouvement ascendant ralenti, d'une égale étendue, en supposant l'accélération dans l'un des cas égale au ralentissement dans l'autre ; parce que les effets de pressions dépendent des mouvements relatifs aux organes, et non des mouvements absolus.

Ceci justifie les restrictions de notre conclusion précédente, et nous apprend que les mouvements verticaux à pressions diminuées, exempts de toute discontinuité,

ne doivent pas excéder certaines limites. On dirait ainsi
qu'ils ont par eux-mêmes quelque chose de pénible, et
que l'habitude, ou d'autres causes, les rendent inoffensifs, quand ils sont divisés en petites étapes séparées
par des répercussions.

Les mouvements verticaux, à pressions augmentées,
sont beaucoup plus rares que les précédents, car ils
doivent être ascendants avec accélération, ou descendants avec ralentissement. Les ascensions aérostatiques
nous offrent les meilleures occasions de les expérimen-
ter : Pendant les instants où un ballon s'enlève, sa vitesse est nécessairement accélérée; elle peut l'être dans
un espace considérable. Or, d'après les témoignages
unanimes des aéronautes et de leurs compagnons de
voyages, cette époque de l'ascension aérienne, loin d'être
une cause de souffrance, ferait naître plutôt des impressions de plaisir. Tel est notamment l'avis de M. Rousiot,
un des célèbres aéronautes de Paris.

Les mouvements de descente à pressions augmentées
se produisent chaque fois que nous nous asseyons sur
un coussin très-moëlleux, doué d'une grande compres-
sibilité, et nous savons qu'alors ils n'ont certainement rien de désagréable; mais leur petite étendue ne
rendrait pas le fait très-concluant. Nous les obtenons
plus amplifiés, lorsque nous nous immergeons verticalement dans un bain en pleine eau, ou que nous nous y
laissons tomber de quelque hauteur, en conservant la
posture verticale, ou bien encore si nous posons les
pieds sur une vase liquide à la surface et profonde, dans
laquelle nous coulons à l'improviste; et voici ce qu'une
observation quelque peu attentive fait reconnaître dans
les circonstances de cette nature. Aussi longtemps que
la descente est accélérée, on peut éprouver à quelque
degré l'effet vertigineux; mais toute sensation pénible

disparaît aussitôt que le mouvement devient ralenti, ce qui ne veut pas dire, néanmoins, qu'on pût être charmé de le voir se prolonger indéfiniment. Une différence marquée se montre donc dans l'influence des mouvements à pressions diminuées ou augmentées.

Qu'on me permette ici une courte digression relative aux voyages aériens, puisqu'il vient d'en être question. Leurs effets sur l'organisme ont été fort controversés, mais il semble facile de concilier à cet égard les opinions contradictoires. Assez souvent, dans le cours de son trajet, l'aérostat ne s'élève ou ne s'abaisse qu'avec des vitesses peu variables, et nous savons que les vitesses constantes maintiennent les pressions à l'état normal. Le mouvement horizontal lui-même s'écarte peu de l'uniformité, et il n'a d'ailleurs qu'une influence négligeable, si l'aéronaute garde la posture verticale; mais, quand les vitesses d'abaissement ou d'élévation varient rapidement, les impressions, sans doute, peuvent être douloureuses; s'il fallait en croire quelques témoignages, entre autres celui de Guépratte, ce qu'on éprouve ne serait rien moins, fort souvent, que le mal de mer dans ses plus violents paroxismes.

Nous voyons, par les faits précédents, que les mouvements verticaux qui diminuent les pressions sont les seuls dont nous puissions avoir à redouter les effets, et qu'il est prudent de les renfermer dans d'étroites limites, ou de les diviser en petites étapes répercussives. Mais le résultat est facile à expliquer : ces mouvements, dans nos exercices habituels, étant toujours de peu d'étendue et répercussifs, notre organisme doit être tellement fait à la réaction des chocs qui les accompagnent, qu'on ne peut s'étonner qu'un malaise, une souffrance quelconque, se manifeste, dès que cette condition vient extrordinairement à leur manquer. C'est même ce que nous devions prévoir, et nous serions en droit de conjecturer que, sans l'influence de cette habitude, les mouvements des deux espèces ne seraient pas moins inoffensifs les uns que les autres.

On trouvera peut-être que dans notre énumération un cas a été omis : celui d'une descente continue, mais à vitesses intermittentes et sans terminaison brusque au terme de chaque étape, donnant lieu, par conséquent, à une suite alternative de pressions augmentées et diminuées. C'est un cas que nous ne voyons jamais se réaliser ; mais en l'admettant, on ne pourrait douter que les effets ne dussent être des plus pénibles, à moins que les étapes ne fussent très-multipliées et très-petites.

Nous n'avons pas examiné, d'un autre côté, ce que pourraient produire des solutions de continuité dans les mouvements ascendants, mais nous le prévoyons facilement. Les interruptions de vitesse, et surtout les chocs, dans cette direction, étant tout à fait étrangers aux habitudes de l'organisme, agissant d'ailleurs dans le sens des diminutions de pressions, ne se répéteraient pas longtemps sans amener de fort mauvais résultats.

Nous ferons encore une remarque : Les chocs distribués dans nos mouvements de descente n'ont pas toujours un même degré d'énergie ; quelquefois ils sont très-doux, et souvent ils ont une certaine rudesse. Une grande latitude nous est donc laissée pour déterminer cette réaction bienfaisante ; elle pourrait intervenir tout aussi bien dans les mouvements à pressions augmentées ou à vitesse descendante ralentie, d'autant plus que le ralentissement même atténuerait l'intensité du choc.

En définitive, nous reconnaissons combien est importante la seconde circonstance des mouvements d'un navire : nous ne pouvons hésiter à lui donner une très-grande part dans la production du phénomène, sur lequel néanmoins la première doit influer dans une mesure notable. Voici des faits qui viennent à l'appui de ces conséquences, et dont on n'avait encore trouvé aucune explication.

Les légères indispositions qu'on est sujet à ressentir dans les voitures suspendues, dans les jeux de la balançoire et de la bascule, sont identiques avec le mal de mer, sauf leur degré beaucoup moindre d'intensité, et nous les désignerons par le même nom. Or, l'expérience prouve tous les jours que, dans ces divers cas et leurs analogues, le mal de mer n'est occasionné que par des mouvements doux, qui s'amortissent et renaissent d'une manière insensible ; il ne l'est pas généralement par ceux qui sont accompagnés de secousses plus ou moins rudes, réagissant contre les vitesses descendantes. Ainsi, tandis qu'un carrosse supporté par des ressorts très-élastiques, et qui roule sur un sol inégal, provoque l'état de souffrance nauséeux, on ne l'éprouve pas dans une charrette, pourvu que l'on soit bien et dûment cahoté. Le trot ou le galop du cheval, les exercices équestres les plus diversifiés, les plus rapides, sur les terrains les plus accidentés, possèdent au moins, sous ce rapport, la même innocuité que le cahotage de la charrette.

- Il importe de remarquer la nature de ces derniers mouvements : ils sont évidemment à diminutions de pressions, combattues par des répercussions. Les balancements du carrosse sur ses ressorts doivent au contraire donner lieu à une alternance d'effets opposés sans répercussions. Les faits peuvent donc s'expliquer également par la considération des deux causes principales que nous avons assignées à l'affection, lorsqu'elle se manifeste en mer.

Les ébranlements imprimés au corps par l'équitation doivent être préférables à ceux qu'il reçoit du cahotage des charrettes, parce que les chocs qui les déterminent sont tous de même sens et tendent directement à neutraliser les diminutions de pressions des mouvements verticaux. Aussi leur efficacité est-elle constante et sans exceptions.

Examinons maintenant, comme la conséquence suprême de cet enchaînement de remarques, quels avantages on trouverait à transformer les balancements d'un navire en mouvements saccadés, au moyen d'une succession rapide de chocs réagissant toujours contre les descentes. Les mouvements absolus du navire se combinant à chaque instant avec les mouvements relatifs du corps, les effets de pressions seraient incessamment modifiés, et ils le seraient d'une infinité de manières. L'alternance régulière des effets opposés disparaîtrait donc; et, d'ailleurs, ils se suivraient d'assez près pour que leur opposition n'eût plus d'influence fâcheuse. A mesure que des sensations se rapprochent, elles tendent à se confondre, et une alternance même régulière n'a plus de dangers quand les causes successives n'ont qu'une durée d'action inappréciable; ceci ce trouve d'accord avec nos remarques générales. D'une autre part, les diminutions de pressions seraient combattues et neutralisées par les chocs, dont l'intervention ne peut nuire dans les mouvements à pressions augmentées, et nous arrivons à ce résultat que la redoutable affection ne pourrait se produire.

Ainsi se découvre finalement une solution satisfaisante du problème, à part les difficultés de sa réalisation pratique. On ne saurait y trouver, je l'avoue, ce caractère d'évidence et de certitude absolue que donne la rigueur des démonstrations géométriques ; mais elle est le dernier terme d'une suite de déductions dont chacune paraît peu contestable, et déjà, pour ainsi dire, elle se présente avec la puissante autorité des faits. Dans les questions de cet ordre, il y a un degré de probabilité qu'on admet comme l'équivalent de la certitude.

Pour rendre impossibles les douloureux effets des oscillations d'un navire, il ne s'agit donc que d'opérer une transformation de ces mouvements, d'en corriger la cruelle douceur ; de leur substituer notamment quelque chose d'analogue au trot du cheval, ou mieux peut-être une succession plus rapide encore de petits soubresauts ou de sautillements sur une surface élastique. Mais n'oublions pas que les solutions de continuité dans les vitesses ascendantes doivent être soigneusement évitées, que tout jeu de bascule à double choc doit être en conséquence rejeté. Il faut que le corps, lancé verticalement, achève sa course jusqu'à parfaite et libre extinction de sa vitesse, si restreinte qu'en puisse être l'amplitude, pour retomber par son propre poids. En un mot, pourvu que la succession des chocs soit assez rapide, les mouvements seront convenables s'ils réalisent une sorte d'*équitation artificielle*, abstraction faite, sans doute, de leur modification par les mouvements propres du navire avec lesquels ils se composent.

Il est vrai que la construction d'appareils spéciaux pour cet objet, portatifs et peu volumineux, solides et stables quand ils seraient en place, et la production de leur force motrice, sembleraient n'être pas absolument sans difficultés. C'est une question de mécanique industrielle qui ne saurait être insoluble, mais elle est en dehors de ma tâche, et je me borne à dire : *hic est opus !*

On conçoit immédiatement divers procédés qui seraient du moins peu coûteux et fort simples, s'ils ne pouvaient avoir un succès complet. Ce serait, par exemple, une gymnastique consistant à s'élever d'un tant soit peu au-dessus d'un siége et à s'y laisser retomber, en continuant indéfiniment cette manœuvre, qu'un barreau d'appui rendrait moins fatigante : malheureusement, il paraîtrait impossible de la prolonger au-delà de quelques instants avec la rapidité nécessaire, surtout si déjà l'invasion du mal avait amené l'état de prostration. Autant on en peut dire de la danse et des autres exercices de même genre. Cependant, à défaut d'un remède efficace, ne pourrait-on trouver dans l'essai de pareils moyens un soulagement temporaire, tout au moins quelques indices confirmatifs de la théorie? J'appelle sur ce sujet l'attention des expérimentateurs.

Si, au contraire, on voulait faire naître ou aggraver l'état maladif, on devrait combiner des mouvements doux dans les descentes avec des solutions de continuité dans les vitesses ascendantes, en conservant du reste la durée ordinaire des oscillations, ainsi que l'alternance des effets de pressions : car ce serait réunir toutes les circonstances opposées aux habitudes de l'organisme. M. Pellarin estime que le mal de mer artificiel, s'il était possible de l'obtenir à volonté, deviendrait un agent thérapeutique éminemment utile : je soumets donc à ses appréciations les avantages d'appareils mécaniques conçus dans ce système.

Je dois encore m'appuyer beaucoup sur l'autorité de M. Pellarin, et je lui emprunte une autre observation. Il est d'avis que « peut-être il y aurait lieu d'établir » une distinction dans l'influence des mouvements de » roulis et de tangage, selon qu'ils sont lents et pro- » longés, ou rapides, saccadés et durs ; les premiers » donnent plus sûrement et plus constamment nais- » sance à l'état nauséeux ; les seconds, s'ajoutant aux » autres, le portent à son maximum d'intensité et en- » gendrent les violentes crises de mal de mer. »

Voilà certainement un fait curieux et dont la bizarrerie a droit de surprendre ; rien ne semble plus anormal, on dirait un défi à tous les systèmes. Comment, en
effet, ces mouvements rapides, saccadés et durs peuvent-
ils, tantôt ne pas même occasionner un accès de l'état
nauséeux, tantôt au contraire engendrer les violentes
crises de mal de mer ? Et cependant ma théorie répond:
Les saccades, les terminaisons brusques des mouvements
verticaux, donnent le premier ou le second résultat,
selon qu'elles surviennent plus particulièrement dans
les périodes d'abaissement ou dans celles d'élévation,
conditions qui dépendent de la position du point qu'on
occupe dans le navire, et de la direction relative des
flots.

Ces conditions sont indiquées par la même théorie, et
les saccades s'expliquent par des chocs de vagues, conformément à une remarque précédente. Aussi longtemps
que *la lame est liée*, comme disent les marins, ou que
les vagues se suivent en lignes continues, en belles
nappes à larges plis, les mouvements oscillatoires sont
exempts de pareilles anomalies ; et cet état de la mer
est compatible avec de très-gros temps, il peut être observé dans le prélude d'une forte tempête : alors la proue
s'incline et se relève, la mâture se balance, les bouts de
vergues peut-être viennent effleurer l'eau, et jusque-là
néanmoins tout se passe paisiblement. Mais quelquefois,
les lignes étant rompues, il plaît à des vagues formidables de prendre l'attitude agressive : elles se dressent
pour battre en coups de béliers les flancs du vaisseau,
et leur furie se porte avec prédilection sur une des faces
de l'avant, ce qui est une conséquence visible du mouvement de propulsion. Or, si un choc a lieu dans un
instant où le navire, par sa rotation, s'avançait contre la
vague, un arrêt brusque se produit ; un soubresaut d'un
certain sens est ressenti dans le voisinage du choc,

tandis qu'un autre, de sens contraire, se transmet à des navigateurs placés sur des points opposés ; et l'on comprend, d'après des considérations inutiles à détailler, que pour des circonstances données, les soubresauts de chaque sens devront être beaucoup plus fréquents dans telle partie du navire que dans telle autre.

Ce sont là des particularités que j'ai eu moi-même assez souvent l'occasion d'observer dans le cours de longues pérégrinations maritimes, et les souvenirs que j'en ai conservés s'accordent ainsi avec les remarques de M. Pellarin. J'ajouterai que, sans songer à faire des études théoriques sur le mal de mer, j'aimais à me rendre compte de mes sensations nautiques ; et je puis assurer qu'en général, je me sentais impressionné désagréablement par les arrêts brusques, lorsqu'ils survenaient dans les périodes ascendantes de ces oscillations tourmentées et incomplètes.

Il pourrait être permis d'attribuer aussi les saccades à d'autres causes que celle qui vient d'être considérée ; par exemple, à des conflits atmosphériques qui porteraient les flots en sens contraires, ou à telles irrégularités qu'on voudra supposer dans leur succession : mais ces causes sont très-rares ou ne semblent pas capables de produire des effets bien caractérisés.

On serait encore moins fondé à ranger dans la classe des causes influentes de cette nature la *trépidation* des navires à vapeur, espèce de mouvement légèrement saccadé, mais qui ne fait parcourir aucun espace sensible, qu'on ne voit point déterminer le moindre symptôme de l'affection dans un temps parfaitement calme, et dont la valeur est ici tout à fait négligeable.

Les appareils préservatifs des nausées maritimes peuvent être extrêmement variés dans leurs mécanismes, le sujet est abandonné à l'imagination des inventeurs. Peut-être suffirait-il d'en construire un petit nombre pour les usages successifs des destinataires, ce que l'expérience déciderait. Mais généralement, il serait bon que ceux-ci pussent déployer quelques efforts de leurs muscles, concourant au résultat désiré. Ce petit travail, d'ailleurs facultatif, pourrait être déjà une économie sur la dépense de force motrice des machines, quelle que fût du reste la nature du principe moteur : combiné avec les impulsions communiquées au corps, il aurait accessoirement des avantages appréciables. Le physique et le moral, comme l'on sait, se tiennent en relations très-intimes ; on connaît surtout les heureuses influences humoristiques du mouvement et des exercices musculaires, leur efficacité merveilleuse contre les atteintes de la nostalgie : ils deviendraient donc une puissante diversion à ces impressions mélancoliques qui se font sentir si vivement aux débuts d'une première navigation. Pendant les fastidieuses et monotones journées des voyages lointains, les cavalcades artificielles devraient être de nature à offrir encore une distraction dans une société, un passe-temps récréatif, qui serait d'ailleurs toujours utile, comme nous allons en juger.

Sous des rapports purement physiologiques, ces appareils auraient un mérite qu'il faudrait reconnaître, lors même que l'on contesterait leur vertu curative spéciale. Le repos, dit-on, est souvent l'ennemi de la santé, et dans le cas actuel il l'est bien décidément : pour nous en convaincre, écoutons M. Pellarin ; il nous révélera d'abord les effets bienfaisants de l'activité physique sur la santé des gens de mer eux-mêmes. «... Parmi les
» hommes également habitués à la vie du bord, ceux-là
» sont moins à l'abri du retour des nausées, qui, par
» leurs fonctions et leur rang, ont le moins d'activité
» corporelle. Ainsi, j'ai vu que par les forts coups de
» vent, la mer étant très-grosse, beaucoup d'officiers de

» marine étaient influencés ; ils manquaient d'appétit et
» avaient, comme l'on dit, le cœur sur les lèvres, quoi-
» qu'ils fussent aussi faits à la mer que les matelots. Ces
» derniers, obligés de travailler rudement pour la ma-
» nœuvre du navire, ne ressentaient rien de semblable,
» et ne *boudaient* pas plus *contre le plat* que par les temps
» ordinaires ; montant aux hunes et sur les vergues, ils
» subissaient cependant des mouvements plus étendus
» que les officiers, qui se tiennent sur le pont. »

Voici maintenant un abrégé de ses observations sur les passagers, notamment sur des troupes de terre transportées aux colonies sur un vaisseau spécialement affecté à cet usage. «... Le simple soldat, que les matelots ne se
» font pas scrupule de bousculer un peu, qui est obligé,
» qu'il se sente le cœur barbouillé ou non, d'aller lui-
» même, au signal donné, prendre et reporter son hamac
» au bastingage, chercher ses vivres à la cambuse, le
» simple soldat, dis-je, était en général assez prompte-
» ment délivré du mal de mer. Chez les officiers de
» grades inférieurs, le mal avait déjà plus de persis-
» tance. Enfin, les plus malades de tous étaient à peu
» près constamment les officiers supérieurs, les passa-
» gers de la table du commandant. Ceux-ci, objets de
» plus d'égards, et se donnant généralement moins de
» mouvement que les autres, demeuraient sous l'in-
» fluence du mal pendant dix, quinze jours, et quelque-
» fois même pendant toute la traversée de Brest aux
» Antilles. »

Je voudrais multiplier ces citations, mais le droit d'emprunt a ses limites, et je ne puis que renvoyer à l'ouvrage original. Toutefois, qu'une réflexion me soit permise. Les excellents conseils de M. Pellarin, s'ils ne s'adressent exclusivement au personnel des équipages, sont-ils aussi faciles à mettre en pratique qu'il semble le supposer ? Des passagers ne peuvent, pour de très-bonnes raisons, se donner la satisfaction d'aller serrer les écoutes du mât de perroquet ou carguer les voiles aux bouts des vergues; le service du bord ne s'accommode même pas toujours de leurs simples promenades sur le pont, car l'espace est très-circonscrit ; et c'est à peine si, de temps à autre, on leur octroie l'insigne faveur de tirer sur les cordes ou de faire marcher les pompes, véritables bonnes fortunes qui sont rarement dédaignées. L'objection disparaît, tout se concilie, avec une disposition d'appareils qui laisse chacun à sa place dans les chambres, les entre-ponts ou sur la dunette, procurant à tous néanmoins les bienfaits du mouvement et du travail corporel.

Ajoutons que si l'hypothèse se réalisait, les hommes robustes et quelque peu amarinés de la troupe voyageuse s'empresseraient généralement de coopérer à la manœuvre des machines, en tournant une manivelle, par exemple, pour prendre eux-mêmes leur part d'un exercice toujours salutaire ; et sans doute un motif particulier stimulerait leurs efforts, lorsqu'il s'agirait aussi de prévenir l'apparition de certains résultats de la maladie, dont la vue n'a rien d'agréable.

Je n'insisterai pas sur cette partie positive du sujet, et je termine en présentant une considération d'une autre nature. Dans les moments critiques où le navire, excité par la bourrasque, s'abandonne à toutes ses capricieuses évolutions, on conçoit que parmi des passagers novices à la mer, déjà sous l'influence des vertiges, dont les forces sont presque anéanties, les pertes d'équilibre ne peuvent être extrêmement rares. Alors en effet se succèdent des heurts, des cahots et des culbutes, parfois même les chavirements les plus fantastiques : on voit des masses humaines faire office de marteaux contre les pans de cabines ou les bastingages, tandis que d'autres, deve-

nues projectiles, roulent de tribord à babord. Ces faits
sont vulgaires, tous les navigateurs en ont eu le tableau
sous les yeux.

Cependant, les accidents graves en des cas pareils sont
moins communs qu'on ne serait porté à le penser ; et
non-seulement l'état maladif ne se trouve pas empiré,
mais il paraîtrait que le résultat final de ces commotions
est plutôt un allégement à la souffrance. Les observations précitées de M. Pellarin tendraient à légitimer cette
conjecture. Ne serait-ce pas que la Providence, qui place
si souvent le remède à la source du mal, nous désigne
dans quel ordre de spécifiques nous devons chercher le
préservatif de l'affection maritime ? Cette nouvelle analogie n'est pas du moins sans valeur : elle nous dit
manifestement, et ce sera ma conclusion, *Des mouvements causent le mal, des mouvements doivent le guérir !*
en confirmation de l'aphorisme justement populaire

Similia similibus curantur.

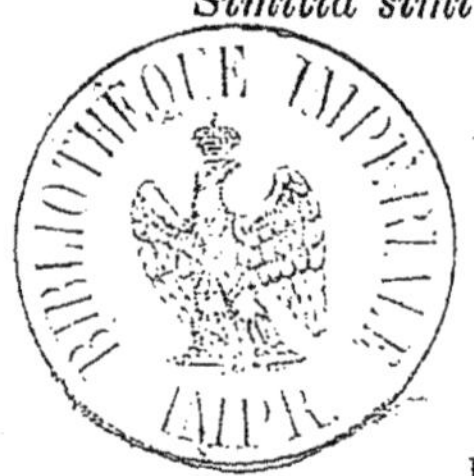

FIN.

TABLE DES MATIÈRES.

———

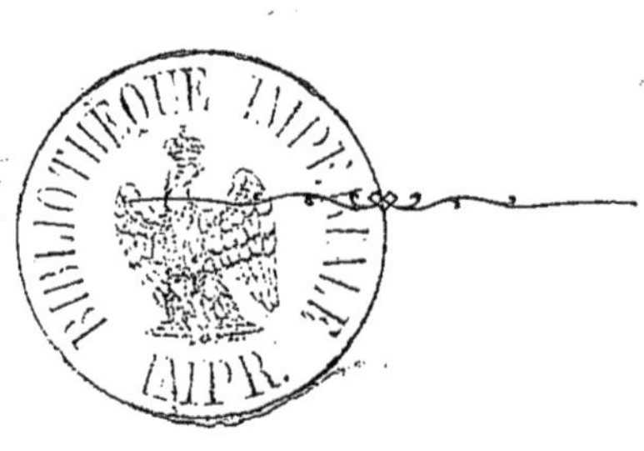